ELHEM JBEBLI
SAMAR RHAYEM

Crenças alimentares em oncologia pediátrica

ELHEM JBEBLI
SAMAR RHAYEM

Crenças alimentares em oncologia pediátrica

O que é verdadeiro e o que é falso

ScienciaScripts

Imprint

Any brand names and product names mentioned in this book are subject to trademark, brand or patent protection and are trademarks or registered trademarks of their respective holders. The use of brand names, product names, common names, trade names, product descriptions etc. even without a particular marking in this work is in no way to be construed to mean that such names may be regarded as unrestricted in respect of trademark and brand protection legislation and could thus be used by anyone.

Cover image: www.ingimage.com

This book is a translation from the original published under ISBN 978-620-6-71784-3.

Publisher:
Sciencia Scripts
is a trademark of
Dodo Books Indian Ocean Ltd. and OmniScriptum S.R.L publishing group

120 High Road, East Finchley, London, N2 9ED, United Kingdom
Str. Armeneasca 28/1, office 1, Chisinau MD-2012, Republic of Moldova, Europe
Printed at: see last page
ISBN: 978-620-7-91254-4

ÍNDICE DE CONTEÚDOS

INTRODUÇÃO

Nos últimos 50 anos, o papel do regime alimentar como fator de risco potencialmente modificável no desenvolvimento de doenças tem vindo a aumentar constantemente [1]. Desde o início dos anos 70, numerosos estudos de investigação fundamental, clínica e epidemiológica procuraram identificar e clarificar o papel de certos factores nutricionais susceptíveis de atuar como factores de risco ou de proteção no desenvolvimento de cancros. Desde os anos 90, vários relatórios colectivos de peritos sobre nutrição e cancro do adulto avaliaram os resultados deste trabalho. Estes relatórios identificaram relações entre a nutrição e o cancro do adulto com diferentes graus de certeza [2]. Com efeito, alguns estudos estimam que 35% de todas as mortes por cancro são potencialmente evitáveis através de uma alteração do regime alimentar, com uma variação de 10 a 70% [3].

No caso das crianças com cancro, a nutrição também faz parte de uma estratégia global de gestão do doente. As intervenções nutricionais podem beneficiar os sobreviventes de cancro, melhorando a qualidade de vida e reduzindo a recorrência do tumor. No entanto, dada a complexidade da investigação neste domínio, as provas são demasiado limitadas para permitir a elaboração de recomendações específicas [4].

Na ausência de recomendações claras, deparamo-nos com uma série de questões sobre a qualidade da educação recebida pelas mães de crianças com cancro relativamente à alimentação dos seus filhos durante e após o tratamento, e o seu impacto nas práticas diárias em relação a este problema de saúde. As pesquisas bibliográficas que efectuámos não deram resposta às nossas questões, uma vez que existem muito poucos estudos sobre este assunto.

Para completar os nossos estudos em pediatria, propomo-nos realizar um projeto sobre a nutrição das crianças com cancro através de um estudo transversal dos conhecimentos, atitudes e práticas na unidade de oncologia do Hospital Pediátrico Béchir Hamza em Tunes. Os nossos objectivos são t:

1. Analisar os conhecimentos, as atitudes e as práticas das mães desta unidade no que diz respeito à alimentação das crianças com cancro.

2. Identificar os factores que influenciam os conhecimentos, as atitudes e as práticas das mães relativamente à alimentação das crianças com cancro

MÉTODOS

1. Tipo de inquérito :

Este é um estudo observacional, transversal e de centro único. É descritivo e descreve os conhecimentos, as atitudes e as práticas das mães em relação à alimentação dos seus filhos com cancro.

2. Âmbito do inquérito :

Este estudo foi efectuado na unidade de oncologia do serviço de medicina infantil A do hospital pediátrico Béchir Hamza em Tunes. Esta unidade foi escolhida de modo a recrutar uma amostra representativa da população-alvo, uma vez que recolhe a maioria das crianças com menos de 15 anos do norte da Tunísia que estão a ser seguidas devido a um tumor sólido.

3. Duração do inquérito :

O inquérito foi realizado durante um período de 14 dias, de 04/02/2019 a 17/02/2019.

4. População do estudo :

Trata-se de um grupo de mães recrutadas na unidade em causa.

✓ **Critérios de inclusão :**

- Todas as mães de crianças que estão a ser monitorizadas quanto à patologia do tumor e tratadas com quimioterapia.

- Ter assistido a uma conversa com um dos médicos responsáveis por esta unidade sobre a alimentação dos seus filhos no momento do diagnóstico e antes do início do tratamento; de facto, esta conversa é sistematicamente realizada pelos médicos que tratam todas as mães de crianças com cancro que estão prestes a iniciar o tratamento de quimioterapia.

- Que aceitaram responder ao nosso questionário.

✓ **Critérios de não-inclusão :**

- Mães cujo filho já foi tratado de outra patologia tumoral ou que têm outro familiar que foi tratado com quimioterapia. Este grupo de mães tem alguns conhecimentos prévios sobre o tema estudado.

- Mães de crianças com cancro que têm outra doença crónica. Só esta última pode ser responsável pela alteração do comportamento alimentar.

- As mães de crianças cuja evolução foi rapidamente fatal. Nesta situação, as mães encontram-se num estado de stress que as impede de responder corretamente ao questionário.

✓ **Critérios de exclusão :**

- Mães que não quiseram responder a todas as perguntas, tornando os seus questionários inutilizáveis.

5. Instrumentos de recolha de dados :

Realizámos um inquérito sobre conhecimentos, atitudes e práticas utilizando um questionário composto por 3 partes principais: (Anexo I) :

❖ Primeira parte: Identificação das crianças acompanhadas: idade, diagnóstico, duração do acompanhamento, alimentação. E identificação das mães: nível de escolaridade e estatuto socioeconómico.

❖ Segunda parte: avaliação dos conhecimentos teóricos das mães sobre a alimentação de uma criança com cancro,

❖ Parte 3: Avaliação das atitudes e práticas das mães em relação à alimentação dos seus filhos em tratamento oncológico.

As perguntas foram traduzidas para o dialeto tunisino. Os termos utilizados foram definidos antes do início do inquérito.

6. Introdução e análise de dados :

Os dados foram analisados manualmente e depois introduzidos no "Statistical Package for Social Sciences" SPSS versão 20 para Windows. Os resultados foram representados graficamente utilizando o EXCEL 2016. As frequências foram comparadas através do teste do qui-quadrado ou do teste exato de Fischer, e as médias foram comparadas através do teste t de Student. As correlações entre os diferentes parâmetros foram avaliadas utilizando o teste de correlação de Pearson. As diferenças foram consideradas significativas quando p era inferior a 0,05.

7. Pesquisa bibliográfica :

Foram efectuadas pesquisas bibliográficas utilizando diferentes palavras-chave relacionadas com o tema em estudo nos seguintes sites:

www.pubmed.com www.sciencedirecte.com www.googlescholar.com

8. Considerações éticas :

Antes de iniciar a recolha de dados, foi obtida a autorização dos médicos responsáveis pela unidade em causa. Os objectivos e os procedimentos do estudo foram claramente explicados às mães abordadas para que pudessem dar o seu consentimento livre e esclarecido. A participação no estudo foi voluntária, com consentimento oral. Todas as mães elegíveis eram livres de aceitar ou recusar participar no estudo. O anonimato será respeitado em todas as fases do estudo.

RESULTADOS

3.1 Taxa de resposta :

Durante o inquérito, foram contactadas 46 mães elegíveis, das quais apenas uma se recusou a responder ao questionário (taxa de resposta = 98%). Todos os questionários preenchidos foram analisados (N=45).

3.2. Características sócio-demográficas da população do estudo:

3.2.1. Distribuição etária das mães :

A idade média das mães era de 35 ± 1 ano, com os extremos variando de 26 a 35 anos. A distribuição etária das mães é mostrada na Figura 1 [Fig. 1], com mais de dois terços das mães na quarta década de vida.

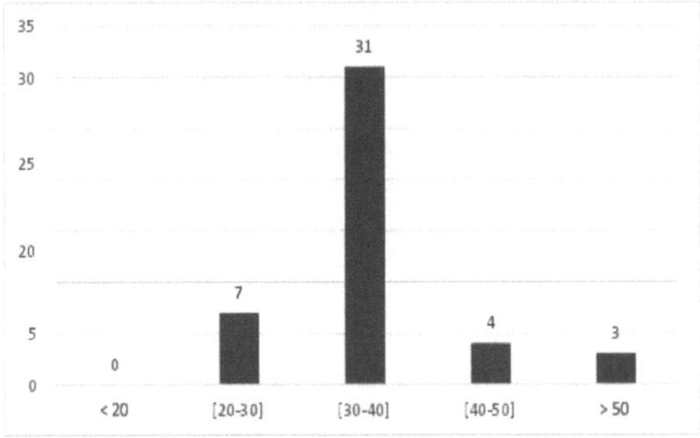

Figura 1: Repartição das mães por idade

3.2.2. Repartição por idade da criança :

A idade média das crianças foi de 4 ± 0,42 anos, variando de três meses a 14 anos. 93,3% das crianças estavam acima da idade de diversificação e 8% estavam na puberdade [Fig. 2]. Estas últimas são mais difíceis de convencer a aceitar uma mudança na sua alimentação.

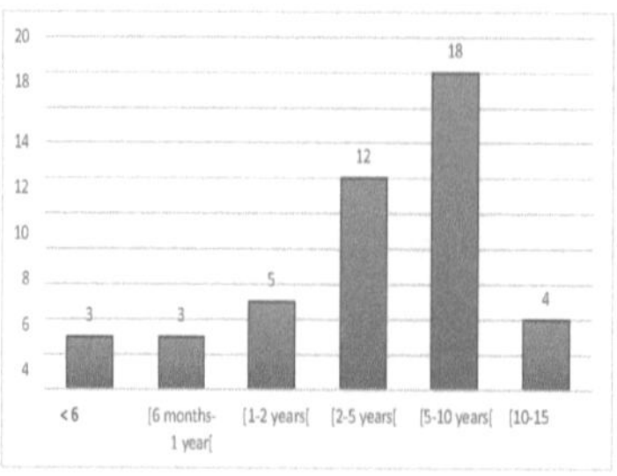

Figura 2: Distribuição dos pacientes de acordo com a idade.

3.2.3. Repartição por nível de ensino :

O nível médio de escolaridade foi de 10 anos ± 0,86 anos, com extremos que variaram de 0 (analfabeto) a 18 anos (mestrado) [Fig. 3]. 64% das mães tinham um bom nível de escolaridade, o que lhes permite uma boa compreensão da importância da alimentação como pilar do tratamento multidisciplinar das crianças com cancro, e uma melhor adesão aos conselhos dados pelos médicos.

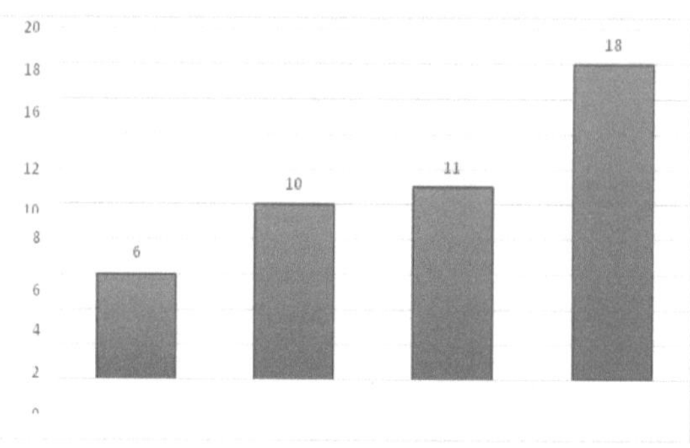

Figura 3: Distribuição das mães por nível de escolaridade.

3.2.4. Repartição por diagnóstico positivo :

A maior parte dos pacientes é seguida para tumores tratados por curas que exigem o internamento da criança acompanhada pela mãe de três em três semanas (74%), ou seja, pacientes seguidos para um neuroblastoma, um tumor de células germinativas, um rabdomiossarcoma ou um linfoma. No entanto, entre os tratamentos, todas as crianças foram observadas no hospital de dia para um controlo duas vezes por semana [Fig. 4]. Esta presença no hospital facilita o acesso às informações fornecidas pelos profissionais de saúde.

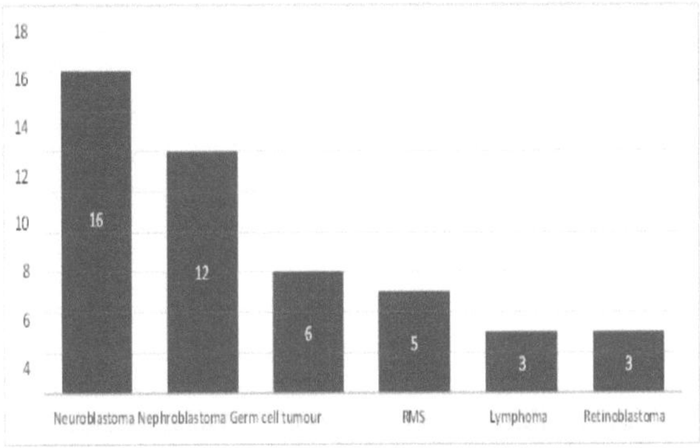

Figura 4: Distribuição das crianças por patologia.

3.2.5. Repartição por duração do acompanhamento :

O tempo médio de seguimento dos nossos doentes foi de 19 meses, com extremos que variaram entre três meses e 32 meses [Fig. 5].

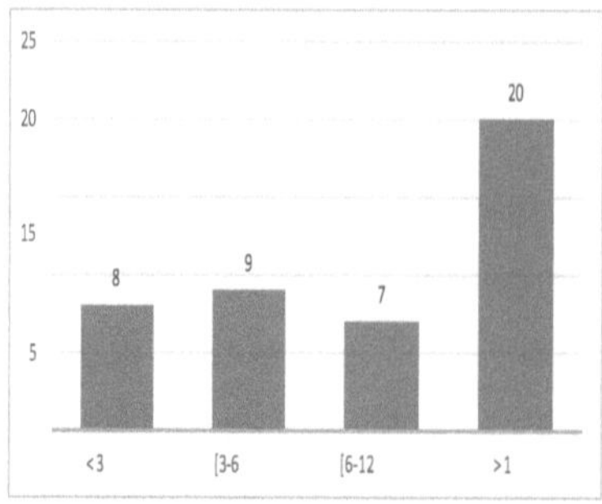

Figura 5: Distribuição das crianças de acordo com a duração do acompanhamento.

3.2.6. Distribuição de acordo com a qualidade da dieta antes do diagnóstico :

Detalhámos a alimentação das crianças antes do diagnóstico positivo do tumor para avaliar a qualidade dessa alimentação:

Amamentação:

A duração média do aleitamento materno foi de 13 meses, com extremos que variaram de zero a 36 meses.

Idade da diversificação :

A idade média da diversificação foi de seis meses, com extremos que variam entre três meses e 12 meses [Fig. 6].

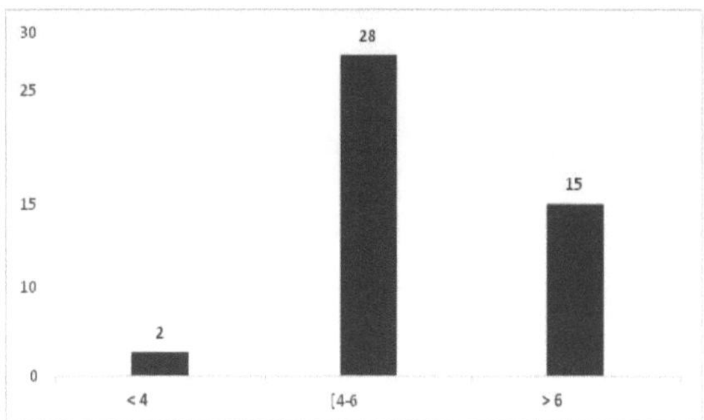

Figura 6: Distribuição das crianças de acordo com a idade na diversificação da dieta.

Ritmo de diversificação :

A ordem pela qual os diferentes alimentos foram introduzidos e o tempo entre as introduções foram respeitados por 27 crianças (64,3%).

3.3. Avaliação dos conhecimentos das mães sobre a alimentação de uma criança com cancro :

3.3.1. Manutenção inicial :

100% das mães afirmaram ter tido uma reunião inicial com os médicos de família dos seus filhos para se informarem sobre a doença e explicarem como os seus filhos seriam tratados.

3.3.2. Manutenção da fonte de alimentação :

Na entrevista inicial, apenas 57,8% das mães recordaram que os médicos assistentes tinham falado sobre a alimentação dos seus filhos durante o tratamento.

3.3.3. Conselhos dados durante a entrevista:

Perguntámos, sem dar sugestões, que conselhos tinham sido dados durante esta entrevista. As respostas espontâneas foram as seguintes [Fig. 7]:

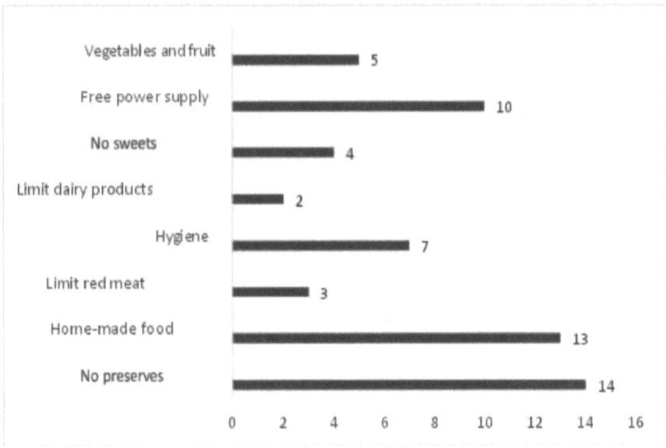

Figura 7: Conselhos dados pelas mães durante a entrevista inicial.

3.3.4. A importância da dieta no tratamento de crianças com cancro :

Dois terços das mães (29/45) consideram que a alimentação desempenha um papel muito importante na gestão da doença dos seus filhos. Apenas 8% das mães afirmaram que a alimentação não era importante na gestão da doença dos seus filhos [Fig. 8].

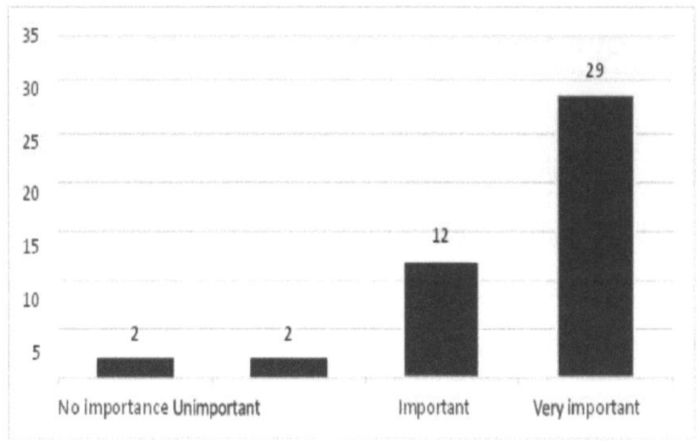

Figura 8: O importante papel da nutrição no tratamento de uma criança com cancro.

3.3.5. Existência de alimentos com um papel curativo :

Um terço das mães pensa que existe um alimento cujo consumo regular pode ajudar os seus filhos a recuperar. As restantes mães dividem-se entre as que não pensam que esse efeito exista (42,2%) e as que não sabem (26,7%) [Fig. 9].

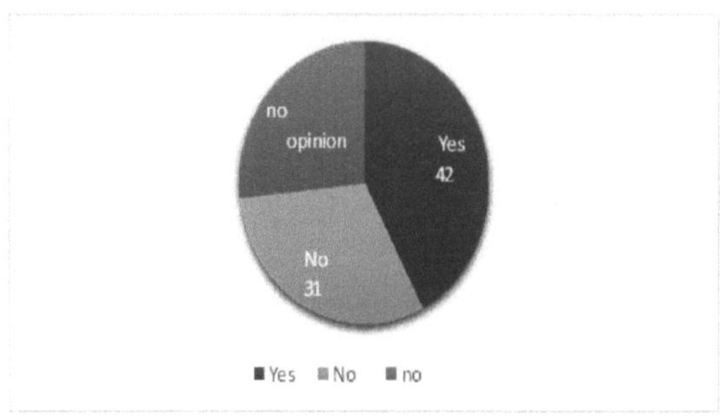

Figura 9: Opinião sobre a existência de um alimento com um papel curativo.

3.3.6. Alimentos que aceleram a recuperação da aplasia :

95,6% das mães acreditavam na existência de um alimento que poderia acelerar a recuperação da aplasia. Os alimentos citados são apresentados na figura seguinte [Fig. 10]. Os alimentos mais citados foram as frutas, os frutos secos e os legumes.

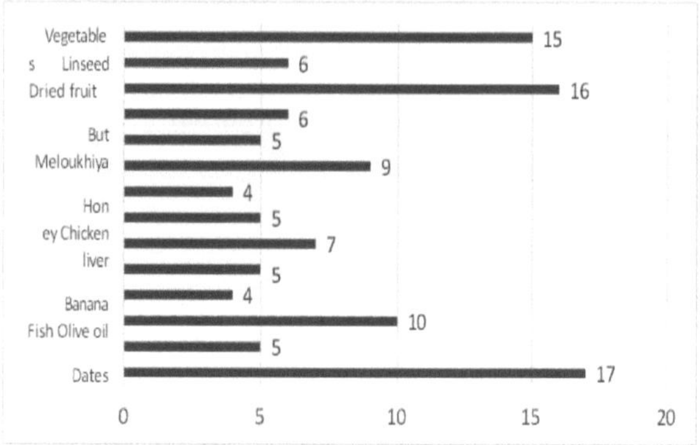

Figura10: Opinião sobre a existência de um alimento que estimula a imunidade.

3.3.7. Conhecimento das mães sobre cada tipo de alimento:
Pedimos às mães que especificassem quais os alimentos consumidos pelos seus filhos que consideravam benéficos para a saúde dos seus filhos. Todas as mães consideram que os legumes e a fruta têm um efeito benéfico. Dois terços pensam o mesmo sobre a carne, os cereais e os lacticínios [Fig. 11].

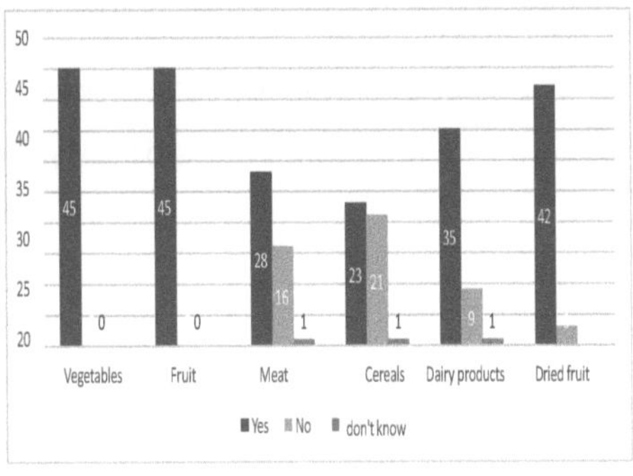

Figura 11: Conhecimentos das mães sobre cada tipo de alimento.

Indicámos às mães alguns alimentos e perguntámos-lhes se eram importantes para a alimentação dos seus filhos. Os resultados são apresentados na Figura 12, que mostra que a maioria das mães disse que sim para os frutos secos, o mel, o leite e o pão integral [Fig. 12].

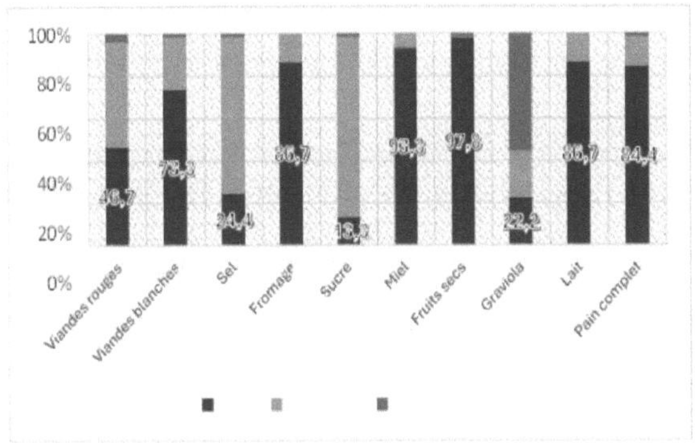

Figura 12: Importância da alimentação segundo as mães.

Quando lhes foi pedido que as classificassem por ordem decrescente de importância, 95,6% das mães consideraram que os legumes e a fruta eram os mais importantes, seguidos dos frutos secos (15,4%).

3.3.8.Conhecimentos das mães sobre os tipos de carne: 92% das mães consideram que o peixe é o tipo de carne mais benéfico, ao contrário da carne branca (9%) e da carne vermelha (0%) [Fig. 13].

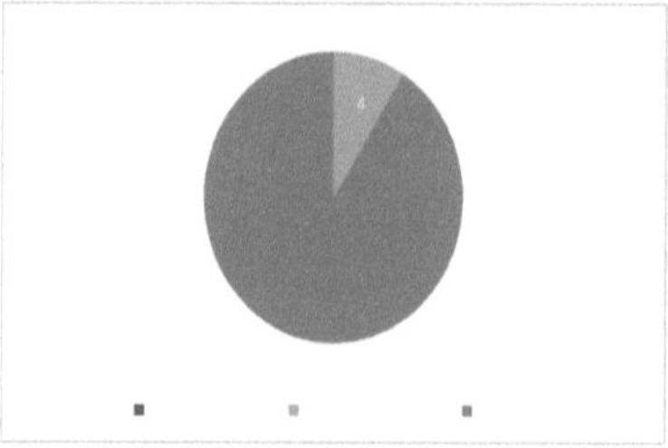

Figura 13: Conhecimentos das mães sobre os tipos de carne.

3.4. Avaliação das práticas alimentares das mães de uma criança com cancro:

3.4.1. Relativamente à aplicação dos conselhos dados pelos médicos: 62,2% das mães afirmaram ter aplicado os conselhos dados pelos seus médicos de família aquando da entrevista inicial.

3.4.2. Mudanças nos hábitos alimentares dos seus filhos :

49% das mães afirmaram ter mudado os seus hábitos alimentares desde que os seus filhos foram diagnosticados com a doença.

3.4.3. Tipo de alteração dos hábitos alimentares :

As mudanças nos hábitos alimentares incluíram uma redução no consumo de alimentos enlatados em 20% dos casos, de carne vermelha em 11,1% dos casos e de alimentos fritos em 5% dos casos. Por outro lado, registou-se um aumento do consumo de legumes e fruta em 22,2% dos casos, de peixe em 9% dos casos e de curcuma em 4,4% dos casos.

3.4.4. Aspectos da mudança de hábitos alimentares :

84,4% das mães disseram que davam maior importância à higiene dos alimentos, 4,4% davam maior importância à qualidade, enquanto 2,2% davam maior importância à quantidade de alimentos ingeridos [Fig. 14].

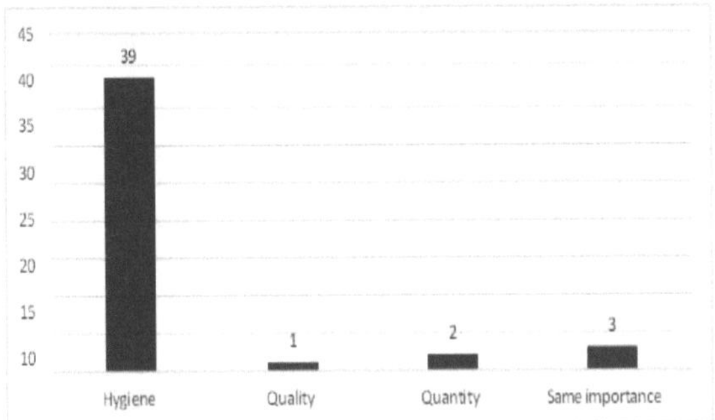

Figura 14: Aspectos das mudanças no comportamento alimentar.

Quando foi pedido às mães que classificassem estes aspectos do comportamento alimentar por ordem de importância, os resultados mostraram que a higiene estava em primeiro lugar (91% dos casos), a qualidade em segundo (62% dos casos) e a quantidade em terceiro (65% dos casos) [Fig. 15]. (91% dos casos), a qualidade em segundo (62% dos casos) e a quantidade em terceiro (65% dos casos) [Fig. 15].

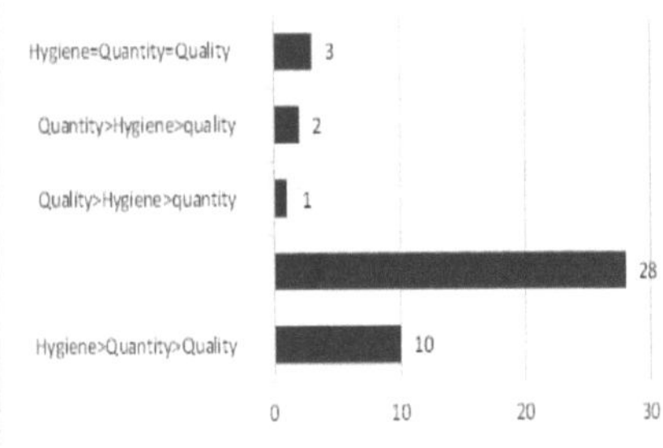

Figura 15: Ordem de importância dos diferentes aspetos da dieta.

3.4.5. Razões para a mudança de hábitos alimentares :

A primeira razão para modificar os hábitos alimentares das crianças com cancro foi estimular o sistema imunitário, a fim de acelerar a recuperação da aplasia em 60% dos doentes. A aplasia induzida pela quimioterapia não é apenas uma condição que favorece o aparecimento de infecções por vezes graves, mas também a principal causa de atrasos nos tratamentos de quimioterapia, uma vez que este atraso no planeamento do tratamento é, por si só, um fator de mau prognóstico para as patologias tumorais. A segunda causa foi a cicatrização acelerada em 45% dos casos. As outras causas estão resumidas na figura 16 [Fig. 16].

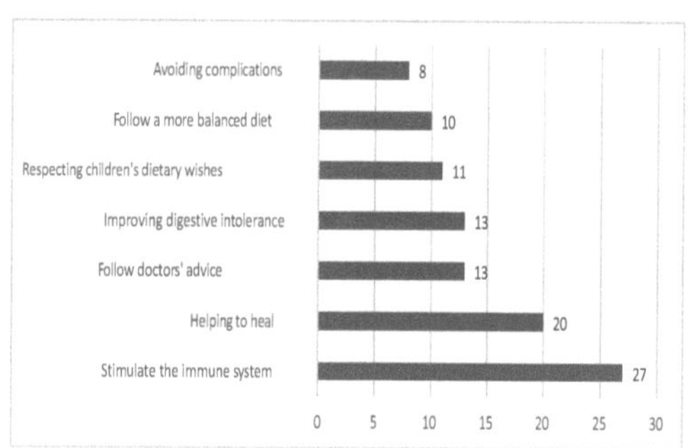

Figura 16: Causas das mudanças de hábitos alimentares.

3.4.6. Utilização de suplementos alimentares :

26% das mães afirmaram ter dado aos seus filhos suplementos alimentares em simultâneo com o tratamento de quimioterapia. Estes suplementos eram vitaminas (10 casos), proteínas e aminoácidos (três casos) e oligoelementos (um caso). A utilização destes suplementos alimentares foi prescrita por um médico em quatro casos, por sugestão de familiares e amigos em dois casos e por iniciativa própria das mães em seis casos.

3.4.7. Fontes de informação sobre alimentação de crianças com cancro:

A principal fonte de informação sobre a alimentação das crianças com cancro foram os médicos que as tratam em 78% dos casos. No entanto, as mães também referiram outras fontes de informação não profissionais, como as mães de outras crianças em tratamento na mesma unidade de oncologia, familiares e amigos, ou fontes electrónicas e redes sociais em quase um terço dos casos cada [Fig. 17].

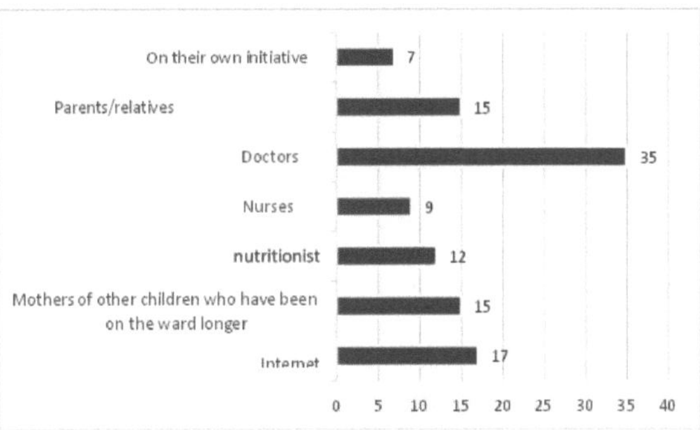

Figura 17: Fontes de informação das mães sobre a alimentação dos seus filhos com cancro.

3.4.8. Origem da alimentação das crianças :

69% das mães disseram que só davam aos seus filhos comida caseira, enquanto 31% davam-lhes comida comprada num terço dos casos e comida não embalada manuseada com as mãos num terço dos casos [Fig. 18].

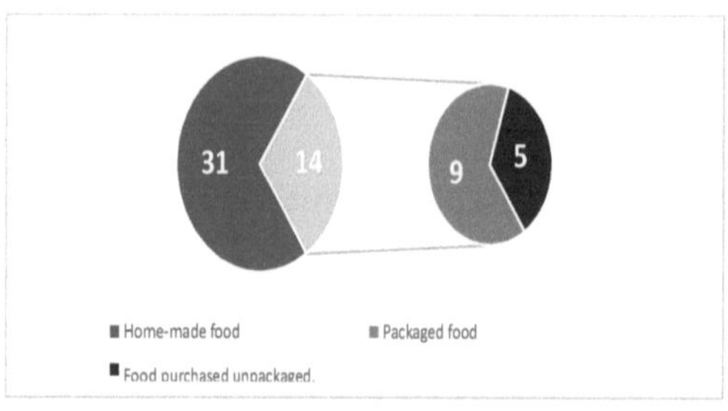

Figura 18: A origem dos alimentos consumidos.

3.5. Investigação sobre os factores associados aos conhecimentos, atitudes e práticas das mães relativamente à alimentação dos seus filhos com cancro:

Na análise dos nossos resultados, realizámos um estudo uni-variado para procurar factores associados aos conhecimentos ou atitudes e práticas das mães. Foram identificados alguns factores. Após a análise das fichas de recolha de dados, uma a uma, a nossa população de estudo foi dividida em dois grupos: o primeiro foi constituído pelas mães cujos conhecimentos e práticas relativamente à alimentação dos filhos estavam correctos (n=28) e o segundo pelas mães cujos conhecimentos e práticas foram considerados incorrectos (n=17). Os factores estudados foram: a idade da mãe, a idade da criança, o diagnóstico positivo, o tempo de acompanhamento na unidade de oncologia, o nível de escolaridade da mãe, o nível socioeconómico e a entrevista inicial sobre alimentação. Os resultados mostram que :

➤ A idade das mães, a idade da criança, o diagnóstico positivo, a duração do acompanhamento e a entrevista inicial sobre alimentação não foram factores que tiveram um impacto significativo nos conhecimentos e práticas das mães.

➢ Os conhecimentos e práticas das mães relativamente à alimentação das crianças com cancro foram significativamente influenciados por :

- Nível socioeconómico da família (p= 0,003).

- Nível de escolaridade da mãe (p= 0,002).

DISCUSSÃO

O presente estudo debruçou-se sobre as crenças alimentares das mães de crianças com cancro, através de um estudo transversal descritivo e analítico realizado na Unidade de Oncologia Pediátrica do Hospital Pediátrico Béchir Hamza de Tunes, que permitiu obter 45 observações. Os estudos demonstraram que 15% a 40% dos doentes com cancro perdem peso durante o tratamento. Esta percentagem pode aumentar para 85% nos doentes com doença avançada [5]. Por conseguinte, a intervenção precoce e a educação dos doentes sobre a sua alimentação e hábitos alimentares podem melhorar estes resultados e prevenir estas complicações. Um melhor suporte nutricional leva a uma redução da morbilidade e da mortalidade, a estadias hospitalares mais curtas e a custos de gestão mais baixos [6,7].

No nosso estudo, todas as mães afirmaram ter tido uma entrevista inicial com os médicos que as tratavam para anunciar a doença e explicar os cuidados a ter com os seus filhos. Apenas 57,8% afirmaram que nessa reunião os médicos discutiram a alimentação dos seus filhos durante o tratamento. A avaliação nutricional é um elemento importante no tratamento das patologias tumorais. Define-se como o aconselhamento e a educação dados para alterar os hábitos e comportamentos alimentares dos doentes. É extremamente importante prestar cuidados óptimos para minimizar as complicações associadas à perda de peso e à subnutrição [8].

Um número crescente de provas sugere que o regime alimentar e o peso corporal podem influenciar a saúde dos sobreviventes de cancro [9]. Devido à complexidade desta área de investigação, as provas são demasiado limitadas para desenvolver recomendações específicas. Por conseguinte, as recomendações actuais para os sobreviventes de cancro baseiam-se mais em recomendações de prevenção primária [4].

Sendo simultaneamente um fator de risco e um fator de proteção, a alimentação é um dos factores comportamentais que podem ser influenciados no âmbito da luta contra as doenças cardiovasculares e da prevenção do cancro [10]. Além disso, os resultados dos ensaios controlados e aleatórios sobre o regime alimentar e o prognóstico são limitados e apresentam resultados mistos [11].

4.1. Recomendações relativas ao regime alimentar das crianças com cancro:

As directrizes recomendam que a ingestão de macro e micronutrientes deve ser adequada durante o tratamento, sendo fortemente desaconselhada qualquer forma de dieta não baseada em provas clínicas. Além disso, os conselhos dietéticos actuais para os doentes com cancro consistem em conselhos personalizados de um profissional qualificado, com base no local, no estado nutricional e na toxicidade do tratamento [4,12]. Outros estudos indicam que os perfis alimentares de tipo ocidental estão associados a um risco acrescido de vários cancros e, inversamente, os perfis alimentares "promotores da saúde" estão associados a uma diminuição do risco de prevalência de vários cancros. No entanto, foi observada uma heterogeneidade significativa entre os estudos incluídos nas meta-análises; isto pode ser explicado, em parte, pelas diferenças na percentagem atribuída a cada um dos factores utilizados para construir os perfis e as pontuações dietéticas [10]. O papel protetor ou favorável dos vários nutrientes nos cancros pediátricos não é claro, uma vez que muito poucos estudos se debruçaram sobre este assunto, ao contrário dos adultos, onde a relação causal ou o papel protetor de certos alimentos foi bem descrito, com diferentes níveis de evidência [Anexo 2].

No que respeita aos tipos de carne, 92% das mães inquiridas consideraram que o peixe era o tipo de carne mais benéfico, por oposição à carne branca (9%) e à carne vermelha (0%). Uma revisão sistemática recente, incluindo diferentes tipos de cancro, indica que um consumo elevado de peixe está inversamente associado à mortalidade geral [13].

Neste estudo, todas as mães consideraram que os legumes e a fruta tinham um efeito benéfico na saúde dos seus filhos. As meta-análises mostram uma redução significativa do risco de cancro da boca, da faringe e da laringe de 28% com os legumes (sem amido), 29% com os legumes crus e 24% com os citrinos, para um aumento do consumo de 50 g/dia, e de 28% com a fruta. fruta para um aumento do consumo de 100 g/dia [10]. Confirmaram uma redução do risco de cancro do esófago e de cancro colorrectal com um nível de evidência "sugerido" associado ao consumo de fibras [10]. Por outro lado, noutro estudo, o consumo de mais de cinco porções de fruta e legumes por dia, a ingestão elevada de fibras e a ingestão reduzida de gorduras não afectaram o prognóstico [14].

Um terço das mães incluídas neste estudo pensa que a carne vermelha não é benéfica neste contexto. Na literatura, os dados publicados sobre a associação entre os cancros digestivos e o consumo de carne permitem-nos manter esta associação significativa com um nível de evidência "convincente" [10].

A maioria das mães dos nossos doentes tinha insistido no papel benéfico dos produtos lácteos. Os especialistas consideram que o consumo de leite está associado a uma redução do risco de cancro colorrectal com um nível de evidência "provável" e que o consumo de queijo está associado a um aumento do risco com um nível de evidência "sugerido" [10]. Uma meta-análise de nove estudos de coorte mostrou uma redução significativa (10%) no risco de cancro colorrectal por cada porção de 200 g/dia de leite. Os resultados da análise da dose-resposta apoiam uma associação não linear. A redução do risco de cancro colorrectal é pequena abaixo de 200 g/dia, mas torna-se significativa (redução de 20-30% observada) quando o consumo de leite se situa entre 500 e 800 g/dia [10]. A proporção atribuível ao consumo de sal é estimada em 0,9% nos homens e 0,2% nas mulheres para todos os tipos de cancro combinados, e 24% para os cancros do estômago [10]. Neste estudo, mais de 70% das mães estavam conscientes dos efeitos nocivos do consumo de sal nos seus filhos.

De acordo com as estimativas do WCRF/AICR, cerca de 1/4 de todos os cancros (1/3 dos cancros mais comuns) nos países desenvolvidos e 1/5 nos países em desenvolvimento poderiam ser evitados através de uma mudança no estilo de vida que incorporasse recomendações nutricionais (um regime alimentar rico em frutos e legumes e fibras, sem excesso de carne vermelha, carnes frias ou sal, atividade física regular e um peso normal) [10]. O ponto fraco destes estudos é o facto de serem menos informativos em termos de prevenção do que os dados sobre a incidência, porque estão ligados tanto à incidência como às taxas de incidência. Quando cada fator nutricional e local de cancro é considerado, as estimativas da proporção atribuível à dieta variam entre 2,7% e 65,2%. Dadas as muitas limitações metodológicas destes estudos, estas estimativas não devem ser consideradas definitivas. No entanto, destacam o potencial de prevenção associado a estes factores, considerados separadamente ou como um todo [10].

Considerando a dieta como um todo, as pontuações mais elevadas de qualidade da dieta e as dietas prudentes/saudáveis foram associadas a uma diminuição do risco de mortalidade em sobreviventes de cancro, enquanto as dietas ocidentais tiveram o efeito oposto [13]. Num estudo prospetivo de 1009 sobreviventes de cancro colorrectal, os nutricionistas que seguiram dietas ocidentais também apresentaram um maior risco de recorrência e mortalidade em comparação com os que seguiram uma dieta prudente [15].

4.2. Práticas relacionadas com a alimentação e o cancro :

49% das mães interrogadas afirmaram ter mudado os seus hábitos alimentares desde que os seus filhos foram diagnosticados com cancro. De facto, os doentes oncológicos tendem a alterar os seus hábitos alimentares após o diagnóstico de cancro, recorrendo frequentemente à Internet para obter informações sobre tratamentos não específicos, que podem mesmo ser prejudiciais [16]. Foram registadas alterações na dieta em vários estudos [10,13,14]. Foi registada uma redução do consumo de leite e produtos lácteos em 61% dos doentes. Esta alteração também foi observada num estudo prospetivo realizado em França, onde foram recolhidos dados de registos alimentares e comparados antes e depois do diagnóstico de cancro [14,17,18]. Este facto não está de acordo com as recomendações da WCRF. Isto pode ser razoável para os doentes com sintomas gastrointestinais devidos ao cancro ou ao seu tratamento, mas menos compreensível para os doentes que desejam melhorar a sua saúde. No entanto, não podemos excluir o facto de estes doentes já terem ingerido a quantidade recomendada de fruta e legumes. Um estudo prospetivo realizado em

França [14] relatou uma redução no consumo de vegetais, enquanto se observou um aumento no consumo de fruta na mesma população. No Reino Unido, também se observou um aumento do número de frutas e legumes consumidos, utilizando um questionário semi-quantitativo de frequência de refeições para comparar as alterações alimentares antes e depois do diagnóstico [13].

☐ Tipos de alterações dos hábitos alimentares :

Neste estudo, as mudanças nos hábitos alimentares envolveram a redução do consumo de enlatados em 20% dos casos, de carne vermelha em 11,1% dos casos e de frituras em 5% dos casos. Por outro lado, observou-se um aumento do consumo de vegetais e fruta em 22,2% dos casos, de peixe em 9% dos casos e de curcuma em 4,4% dos casos. Muitos doentes oncológicos fazem escolhas alimentares positivas e saudáveis após o diagnóstico de cancro. De facto, a maioria dos estudos analisados refere a adoção de "dietas mais saudáveis", incluindo o aumento do consumo de fruta e legumes e a redução do consumo de gorduras, carne vermelha e alimentos açucarados [19-21]. Também se observaram escolhas alimentares mais saudáveis noutras coortes. Por exemplo, num estudo de doentes que preencheram um questionário auto-administrado, a maioria dos sobreviventes referiu ter reduzido o consumo de gordura, carne, açúcar e sal desde o diagnóstico, comendo mais peixe, legumes, fruta, fibras, cereais integrais e água [21].

☐ Causas das alterações dos hábitos alimentares :

A principal razão para alterar os hábitos alimentares das crianças com cancro foi a estimulação do sistema imunitário, de modo a acelerar a recuperação da aplasia induzida pela quimioterapia, seguida de recuperação. As razões para a mudança de hábitos alimentares têm sido pouco relatadas na literatura. No trabalho de Salminen et al, as razões mais frequentemente apontadas foram o desejo de recuperação em mais de metade dos doentes (52,9%), o alívio de certos sintomas como as náuseas e o cumprimento das instruções do médico (11,8% cada) [20,22]. De facto, o diagnóstico e as modalidades de tratamento do cancro têm consequências graves para o estado nutricional dos doentes. Afectam o processo metabólico e causam perda de apetite. Além disso, a utilização de diferentes modalidades de tratamento do cancro, como a quimioterapia, a cirurgia e a radioterapia, conduz a numerosos efeitos secundários, incluindo anorexia, diarreia, infecções da boca, vómitos, alteração das papilas gustativas e náuseas, que afectam os hábitos alimentares e conduzem a um estado nutricional deficiente [23,24]. Num outro estudo realizado com doentes malaios na Colúmbia Britânica, a razão mais comum para mudar a dieta foi seguir as instruções dos médicos (58,2%), enquanto uma percentagem menor de doentes mudou a dieta devido ao desejo crescente de curar o cancro (35,8%) [25].

☐ **Utilização de suplementos alimentares :**

Uma das alterações mais comuns no comportamento dos doentes com cancro é a utilização de suplementos alimentares. Embora muitos estudos sobre este tema tenham sido realizados em países onde, na população em geral, é muito comum a utilização de suplementos alimentares, verificou-se que os doentes oncológicos são frequentemente mais propensos a utilizar suplementos ou a começar a utilizá-los após o diagnóstico de cancro [19- 21,22]. No nosso estudo, 26% das mães tinham dado suplementos alimentares aos seus filhos em paralelo com o tratamento do cancro. Na literatura, 58% dos pais confirmaram o consumo regular destes suplementos. Os produtos mais frequentemente utilizados foram as vitaminas (51%) e o aloé vera

(29,1%), embora não haja provas de que os suplementos possam ter um impacto no prognóstico do cancro [26].

Os suplementos alimentares "naturais" são frequentemente utilizados e procurados pelos doentes com cancro. Uma vez que os seus supostos efeitos anti-tumorais ainda não foram demonstrados por avaliações de eficácia adequadas, a sua utilização não pode ser recomendada. No entanto, os profissionais de saúde envolvidos no tratamento nutricional dos doentes com cancro devem ser informados sobre esta questão, de modo a poderem discutir com eles os potenciais riscos, benefícios e expectativas associados ao consumo específico de suplementos alimentares. [26]. Verificou-se também que a utilização de suplementos era mais frequente em doentes com um nível de escolaridade mais elevado do que naqueles com um nível mais baixo, e em doentes mais jovens em comparação com os mais velhos [20,22].

Por outro lado, os resultados de novas meta-análises em adultos sugerem um aumento do risco de cancro do estômago com o consumo de suplementos alimentares à base de betacaroteno, com um nível de evidência provável [10].

Fontes de informação sobre a dieta Crianças tratadas por patologia tumoral :

Graças aos avanços nas novas tecnologias de comunicação, a quantidade de informação disponível sobre o cancro explodiu [27]. Este conhecimento não está exclusivamente disponível para os profissionais de saúde, uma vez que os canais de comunicação modernos, como a Internet, estão a mudar a natureza e a velocidade da informação [28]. A grande quantidade de informação prontamente disponível tem um enorme potencial para influenciar o que as pessoas sabem sobre o cancro, mas o principal desafio reside na dificuldade de separar a qualidade da quantidade de informação sobre o cancro.

O nosso estudo mostrou que a principal fonte de informação sobre a dieta das crianças com cancro era o médico assistente em 78% dos casos, mas as mães também referiram outras fontes de informação não profissionais. Um estudo recente mostrou que o aconselhamento nutricional no hospital estava disponível apenas para 15% dos participantes, 26% receberam informações gerais de um oncologista, enquanto 59% dos doentes obtiveram informações gerais de sítios Web, familiares, amigos ou nutricionistas em geral. Além disso, quase todos os doentes (91,2%) expressaram a necessidade urgente de receber mais informações sobre uma dieta adequada diretamente do centro onde são tratados. Estes dados podem ser explicados pela falta de sensibilização dos oncologistas para a nutrição, pela falta de provas sólidas de uma dieta correcta durante o tratamento e pela necessidade de mais profissionais de saúde com formação em nutrição nas unidades de oncologia [29]. Uma vez que a comunicação eficaz é considerada essencial para alcançar resultados de saúde óptimos, é essencial que os doentes compreendam o que e quem precisam de saber sobre o seu percurso de tratamento para garantir cuidados oncológicos de qualidade [30].

4.3. Factores que influenciam a mudança de hábitos alimentares :

Foram estudados vários factores através de uma análise univariada, mas apenas dois se associaram significativamente aos conhecimentos e práticas relativos à alimentação das crianças com cancro: o nível socioeconómico (p=0,003) e o nível de escolaridade da mãe (p=0,002). De facto, estes dois factores podem influenciar o comportamento alimentar mesmo na ausência de qualquer patologia tumoral. Quase não existem dados na literatura sobre a importância destes factores.

4.4. Limitações do estudo :

Alguns preconceitos devem ser destacados:

➢ O número de 45 pacientes pode ser considerado insuficiente para avaliar o conhecimento de todas as mães de crianças com cancro na Tunísia. É verdade que a Unidade de Oncologia do Hospital Pediátrico Béchir Hamza, em Tunes, trata um grande número de crianças com tumores sólidos, mas esta unidade trata principalmente pacientes da Grande Tunes e do norte da Tunísia, o que reduz a representatividade desta amostra, daí a necessidade de repetir um estudo multicêntrico.

➢ As informações foram recolhidas através de uma entrevista redigida em francês e as perguntas foram traduzidas para o dialeto tunisino no momento da entrevista com as mães. Os termos utilizados foram definidos antes do início do inquérito. Este facto, apesar de todas as precauções tomadas, pode introduzir preconceitos por parte do entrevistador. Seria mais sensato repetir este estudo numa escala maior, utilizando um questionário traduzido em dialeto.

➢ Apenas foram recolhidas as alterações qualitativas e não os aspectos quantitativos do regime alimentar.

➢ Os hábitos alimentares não foram avaliados e comparados antes e depois do diagnóstico. Os resultados podem ser influenciados pela perceção geral de uma dieta saudável e não representam com exatidão as alterações relacionadas com a natureza da doença.

➢ Foram realizados poucos estudos sobre os conhecimentos, atitudes e práticas alimentares das mães de crianças com cancro, o que limitou os nossos comentários e discussões, utilizando por vezes como referência estudos realizados com adultos.

No entanto, apesar das limitações deste estudo, os nossos resultados oferecem algumas ideias sobre os conhecimentos alimentares das crianças com cancro na Tunísia. De facto, os estudos que visam avaliar e analisar os conhecimentos, atitudes e práticas relacionadas com a alimentação são um método útil para identificar e explorar os factores pessoais que determinam os hábitos alimentares. Estes estudos podem, portanto, fornecer informações úteis e contribuir para o planeamento eficaz de programas e projectos. São também essenciais na avaliação das intervenções de comunicação e educação nutricional, ou seja, actividades explicitamente destinadas a melhorar os conhecimentos, atitudes e práticas das pessoas em relação à nutrição.

4.5. Recomendações:

São várias as pessoas envolvidas no tratamento nutricional das crianças com cancro. Os técnicos de pediatria estão numa posição ideal para efetuar a avaliação e aconselhamento iniciais [31,32]. No entanto, a sua capacidade de fornecer apoio e aconselhamento nutricional às mães depende dos seus conhecimentos sobre avaliação nutricional e das exigências que lhes são colocadas ao longo do processo. De forma alarmante, num estudo realizado por Van Veen et al, 43% dos enfermeiros oncológicos sentiram que não tinham conhecimentos suficientes para fornecer aconselhamento nutricional [33].

A fim de melhorar os conhecimentos e as práticas das mães, é necessário oferecer a estas mães-alvo uma educação sanitária adequada, proveniente de uma fonte capaz de a fornecer. Esta tarefa é realizada por uma equipa de especialistas (médicos, nutricionistas e pediatras) em diferentes momentos:

➢ Melhorar a sensibilização e a informação das mães sobre a
alimentação dos seus filhos (aquando do anúncio do diagnóstico,
durante os vários cursos de quimioterapia, durante o acompanhamento
regular no hospital de dia).

➢ Corrigir os falsos preconceitos e os maus hábitos das mães
relativamente à alimentação dos seus filhos e ao seu comportamento.

➢ Criar recursos educativos para evitar más práticas por parte destas
mães: fornecer às famílias brochuras e cartazes sobre os diferentes
aspectos da alimentação de uma criança com cancro.

➢ As mensagens educativas devem ser claras e simplificadas, fáceis de
assimilar por todas as mães, especialmente as que têm um baixo nível
de educação.

➢ Sublinhar a importância de uma alimentação equilibrada que respeite
as necessidades de uma criança em crescimento e a sua doença.

➢ Fornecer formação contínua sobre este tema ao pessoal de
enfermagem, nomeadamente ao pessoal que trabalha nas unidades de
oncologia pediátrica.

CONCLUSÕES

Os cuidados nutricionais das crianças com cancro são um dos pilares dos cuidados multidisciplinares. Neste estudo, propusemo-nos avaliar as crenças, atitudes e práticas das mães relativamente à alimentação dos seus filhos em tratamento oncológico pediátrico, de modo a determinar os factores que influenciam o conhecimento e que estão associados a boas práticas. A nossa avaliação revelou lacunas de conhecimentos a vários níveis, tanto teóricos como práticos. Os factores que influenciaram significativamente estes conhecimentos foram o nível de escolaridade e o estatuto socioeconómico das mães. O nível de conhecimentos e as diferentes práticas poderiam ser melhorados através de campanhas de sensibilização. É necessário um estudo multicêntrico nacional para garantir que os resultados são mais representativos e podem ser melhor interpretados. Neste contexto, o papel dos pediatras na educação nutricional das mães de crianças com cancro é essencial, através da educação em várias fases:

➢ No momento do diagnóstico.

➢ Durante a hospitalização.

➢ Aquando dos controlos regulares no hospital de dia.

➢ Durante o acompanhamento em ambulatório após o fim do tratamento dos sobreviventes de cancro.

É também importante fornecer aos pais documentos e ajudas sobre o tema da nutrição para crianças com cancro, detalhando as recomendações com um bom nível de evidência.

REFERÊNCIAS

[1] Lim SS, Vos T, Flaxman AD, Danaei G, Shibuya K, Adair-Rohani H, et al. Uma avaliação comparativa do risco de carga de doença e lesão atribuível a 67 factores de risco e grupos de factores de risco em 21 regiões, 1990-2010: uma análise sistemática para o Estudo da Carga Global de Doença 2010. The lancet 2012;380:2224-60.

[2] Ancellin R, Cottet V, D-Pecollo N, L-Martel P, Pierre F, Touillaud M, Touvier M, Vasson M-P. Nutrition et prévention primaire des cancers: actualisation des données, collection État des lieux et des connaissances. Paris: Institut national du cancer; 2015.

[3] Doll R, Peto R. The causes of cancer: quantitative estimates of avoidable risks of cancer in the United States today. J Natl Cancer Inst 1981;66:1191-308.

[4] Rock CL, Doyle C, Demark-Wahnefried W, Meyerhardt J, Courneya KS, Schwartz et al. Orientações sobre nutrição e atividade física para sobreviventes de cancro. CA: a Cancer Journal for Clinicians, 2012;62(4):243-274.

[5] Omlin A. Sintomas de impacto nutricional em doentes com cancro avançado: Frequência e intervenções específicas, um estudo de caso-controlo. Jornal da Caquexia, Sarcopénia e Músculo 2013 ;4(1):55-61.

[6]. Fjeldsta, SH. Mudanças nos cuidados nutricionais após a implementação de diretrizes nacionais - um estudo de acompanhamento de 10 anos. Jornal Europeu de Nutrição Clínica, 2018:1.

[7]. Kris-Etherton P. The Need To Advance Nutrition Education In The Training Of Health Care Professionals And Recommended Research To Evaluate Implementation And Effectiveness-The American Journal Of

Clinical Nutrition. 2014 ;99(5):1153-66.

[8]   Hopkinson, J.B., Nutritional Support Of The Elderly Cancer Patient: The Role Of The Nurse. Nutrition. 2015;31(4):598-602.

[9]   Pekmezi, D W, Demark-Wahnefried, W. Updated evidence in support of diet and exercise interventions in cancer survivors. Ata Oncologica. 2011;50(2):167-178.

[10] Ancellin R, Cottet V, D-Pecollo N, L-Martel P, Pierre F, Touillaud M et al. Nutrition et prévention primaire des cancers: actualisation des données, collection État des lieux et des connaissances. Paris: Instituto Nacional do Cancro (INCa); 2015.

[11] Dieta, nutrição, atividade física e sobreviventes de cancro da mama. Londres: Fundo Mundial para a Investigação do Cancro Internacional, Projeto de Atualização Contínua; 2014.

[12] Arends J, Bachmann P, Baracos V, Barthelemy N, Bertz H, Bozzetti F, et al. Orientações da ESPEN sobre nutrição em doentes com cancro. Nutrição Clínica 2017;36:11-48.

[13] Schwedhelm C, Boeing H, Hoffmann G, Aleksandrova K, Schwingshackl L. Effect of diet on mortality and cancer recurrence among cancer survivors: a systematic review and meta-analysis of cohort studies. Nutrition reviews 2016;74: 737-748.

[14] Pierce, J. P., Natarajan, L., Caan, B. J., Parker, B. A., Greenberg, E. R., Flatt, S. W et al. Influência de uma dieta muito rica em vegetais, fruta e fibras e pobre em gordura no prognóstico após o tratamento do cancro da mama: O ensaio aleatório Women's Healthy Eating and Living (WHEL). JAMA: O Jornal da Associação Médica Americana. 2017 ;298(3), 289-298.

[15] Meyerhardt, J. A., Niedzwiecki, D., Hollis, D., Saltz, L. B., Hu, F. B.,

Mayer, R. J., & Fuchs, C. S. (2007). Association of dietary patterns with cancer recurrence and survival in patients with stage III colon cancer. JAMA: The Journal of the American Medical Association, 298(7), 754-764.

[16] Helft PR, Hlubocky F, Daugherty CK. American Oncologists' Views of Internet Use by Cancer Patients: A Mail Survey of American Society of Clinical Oncology Members. Journal of Clinical Oncology 2003;21:942-7.

[17] Larsson SC, Crippa A, Orsini N, Wolk A, Michaëlsson K. Milk consumption and mortality from all causes, cardiovascular disease, and cancer: a systematic review and meta-analysis. Nutrientes 2015; 7(9), 7749-7763.

[18] Pereira PC, Composição nutricional do leite e seu papel na saúde humana. Nutrição 2014; 30(6), 619-627.

[19] Velentzis LS, Keshtgar MR, Woodside JV, Leathem AJ, Titcomb A, Perkins KA, et al. Alterações significativas na ingestão alimentar e na utilização de suplementos após o diagnóstico de cancro da mama num estudo multicêntrico do Reino Unido. Breast cancer research and treatment 2011; 128(2), 473-482.

[20] Salminen, E. K., Lagstrom, H. K., Heikkila, S., & Salminen, S. (2000). Does breast cancer change patients' dietary habits? European Journal of Clinical Nutrition, 54(11), 844-848.

[21] Bours, M. J., Beijer, S., Winkels, R. M., van Duijnhoven, F. J., Mols, F., Breedveld-Peters, J. J., & van de Poll-Franse, L. V. (2015). Mudanças na dieta e uso de suplementos dietéticos, e motivos subjacentes a esses hábitos relatados por sobreviventes de câncer colorretal do registro de resultados relatados pelo paciente após o tratamento inicial e avaliação de sobrevivência a longo prazo

(PROFILES). The British Journal of Nutrition, 114(2), 286-296.

[22] Salminen, E., Bishop, M., Poussa, T., Drummond, R., & Salminen, S. (2002). As doentes com cancro da mama têm necessidades não satisfeitas de aconselhamento dietético. Breast, 11(6), 516-521.

[23] Andreoli, A., et al, New Trends In Nutritional Status Assessment Of Cancer Patients (Novas Tendências na Avaliação do Estado Nutricional de Doentes com Cancro). Eur Rev Med Pharmacol Sci, 2011. 15(5): P. 469-480.

[24] Wang, R., Et Al, Impacto exercido pela triagem de risco nutricional no resultado clínico de pacientes com câncer de esôfago. Biomed Research International, 2018:P. 1-5.

[25] Shaharudin, S. H., Sulaiman, S., Shahril, M. R., Emran, N. A., & Akmal, S. N. (2013). Mudanças na dieta entre pacientes com câncer de mama na Malásia. Cancer Nursing, 36(2), 131-138.

[26] Frenkel M, Sierpina V. A utilização de suplementos alimentares em oncologia. Relatórios actuais de oncologia 2014; 16(11), 411.

[27] Viswanath, K., Nagler, R. H., Bigman-Galimore, C. A., McCauley, M. P., Jung, M., & Ramanadhan, S. The communications revolution and health inequalities in the 21st century: Implications for cancer control. Cancer Epidemiology, Biomarkers & Prevention, 2012 outubro [21/10/2012] ; [24 páginas].

[28] Davis, P. M., & Walters, W. H. (2011). The impact of free access to the scientific literature: A review of recent research. Journal of the Medical Library Association, 99(3), 208-217.

[29] Caccialanza R, Cereda E, Pinto C, Cotogni P, Farina G, Gavazzi C, et al. Sensibilização e consideração da desnutrição entre os oncologistas: percepções de um inquérito exploratório. Nutrição 2016;

32(9), 1028-1032.

[30] Rutten, L. J., Arora, N. K., Bakos, A. D., Aziz, N., & Rowland, J. (2005). Information needs and sources of information among cancer patients: A systematic review of research (1980-2003). Patient Education and Counseling, 57(3), 250-261.

[31]. Bozzetti, F., et al, The Nutritional Risk In Oncology: Um estudo de 1.453 pacientes ambulatoriais com cancro. Supportive Care In Cancer, 2012. 20(8): P. 1919-1928.

[32] Tappenden, K.A., Et Al, Critical Role Of Nutrition In Improving Quality Of Care (Papel crítico da nutrição na melhoria da qualidade dos cuidados): Um apelo interdisciplinar à ação para abordar a desnutrição hospitalar de adultos. Jornal de Nutrição Parenteral e Enteral, 2013. 37(4): P. 482-497

[33] Van Veen, M.R., Et Al. Melhorar o conhecimento dos enfermeiros de oncologia sobre nutrição e atividade física para sobreviventes de cancro. No Fórum de Enfermagem Oncológica; 2017.

APÊNDICES

Apêndice 1: Formulário de recolha de dados.

Um inquérito sobre as crenças alimentares das mães de crianças submetidas a tratamento oncológico pediátrico:

Ficheiro n.º :

Data de admissão :

Nome completo :

Data de nascimento :

Idade :

Género :

Diagnóstico :

Nível de escolaridade da mãe: Nível socioeconómico

Duração do acompanhamento desde o diagnóstico: Peso na admissão:

Dieta inicial:

Leite materno:

Leite de fórmula:

Leite de vaca

Idade da diversificação :

• Legumes :

• Frutos :

• Cereais :

• Prato de família :

Teve alguma entrevista com os médicos quando o diagnóstico foi anunciado: sim / não.

Durante esta entrevista, ele falou consigo sobre a alimentação do

seu filho: sim

/ não.

Quais são os seus conselhos a ti:

Aplicou os conselhos dados: sim / não

Na sua opinião, qual é a importância do papel da nutrição no tratamento d e uma criança com cancro?

- muito importante

- importante

- sem importância

- de qualquer importância.

Na sua opinião, existem alguns alimentos que podem ajudar a curar o seu filho?

sim / não.

Quais?

Já deu este tipo de alimentos ao seu filho: sim / não.

Continua a dar-lho até hoje: sim / não

Considera que os seguintes alimentos são importantes para o seu filho neste momento?

- Legumes: sim / não

- Frutos: sim / não

- Carne: sim / não

- Cereais: sim / não

- Leite e produtos lácteos: sim / não

- Outros:

Ordem de importância descendente:

Qual dos seguintes elementos é importante para a carne?

- Carne vermelha

- Carne branca

- Peixe

Ordem de importância

decrescente

Existem alimentos que estimulam a imunidade (que alimentos dá ao seu filho para estimular a imunidade): sim / não

Quais

Mudou realmente os hábitos alimentares do seu filho: sim / não

O que muda :

Dá-se mais importância ao :

- Higiene

- A quantidade

- Qualidade

As razões para estas alterações :

- Uma alimentação mais equilibrada

- Ajudar a curar

- Evitar complicações

- Reforço da imunidade

- Seguir a dieta aceite pela criança

- Regime ditado pela localização do tumor

- Reduzir os sintomas digestivos

- Seguir os conselhos dos médicos

Deu ao seu filho algum suplemento alimentar: sim

/ não

Que tipo de suplementos:

- vitaminas

- oligoelementos

- Proteína / AA

Quem indicou que estes suplementos foram tomados:

- Por iniciativa própria

- Sugestões de amigos e familiares

- O dietista

- Indicação médica

Quando precisar de informações ou conselhos sobre a alimentação do seu filho, a fonte da sua informação é :

- Mães de outras crianças que estão na enfermaria há mais tempo

- Internet

- Nutricionista

- Enfermeiras

- Os médicos

- Familiares / amigos

Avaliação do peso do seu filho desde o início do tratamento:

- Estável

- Perda

- Ganho

- Perda de peso e depois aumento de peso

De acordo com a mãe:peso inicial:peso atual:

De acordo com o ficheiro:peso inicial:peso atual:

Estes alimentos são bons ou maus?

- Carne vermelha :

- Carne branca :

- Sal :

- Queijo :

- Açúcar :

- Mel :

- Frutos secos :

- Graviola

- Leite :

- Pão integral

A fonte de alimentação do seu filho :

- Apenas comida caseira

- Apenas alimentos comprados

- Os dois

- Se os alimentos forem comprados :embaladosnão embalados

Apêndice 2: O papel de cada tipo de alimento na prevenção ou promoção do aparecimento do cancro em adultos :

* signifie que le niveau de preuve est nouvellement étudié depuis le rapport WCRF/AICR 2007 ou les CUP WCRF/AICR 2010, 2011, 2012, 2013, 2014
** signifie que le niveau de preuve a été modifié depuis le rapport WCRF/AICR 2007 ou les CUP WCRF/AICR 2010, 2011, 2012, 2013, 2014
† consommation de compléments alimentaires à base bétacarotène à fortes doses, en particulier chez les fumeurs et les personnes exposées à l'amiante

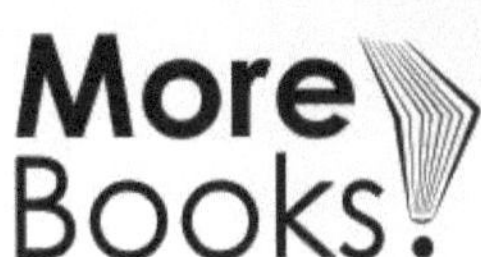

More
Books!

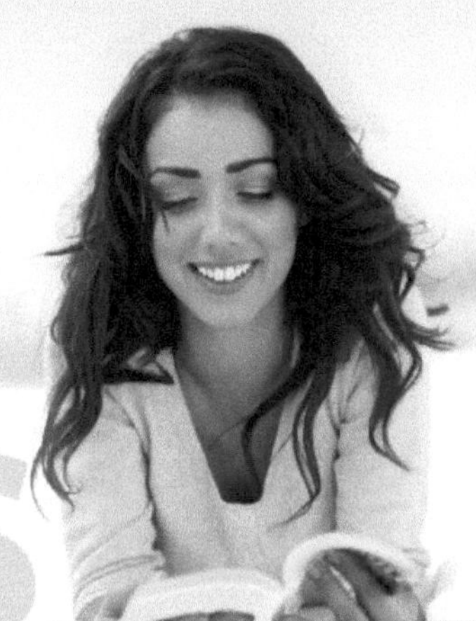

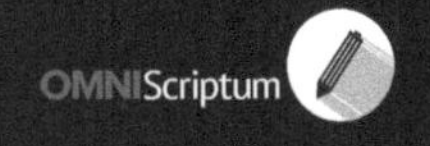

info@omniscriptum.com
www.omniscriptum.com
OMNIScriptum

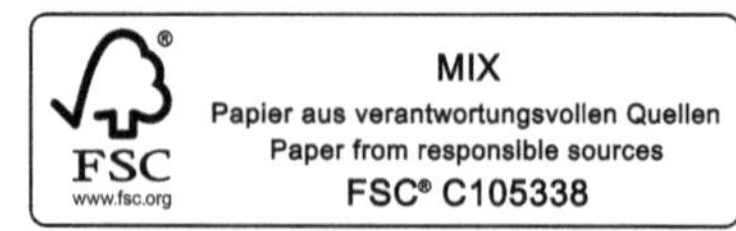

Printed by Books on Demand GmbH, Norderstedt / Germany